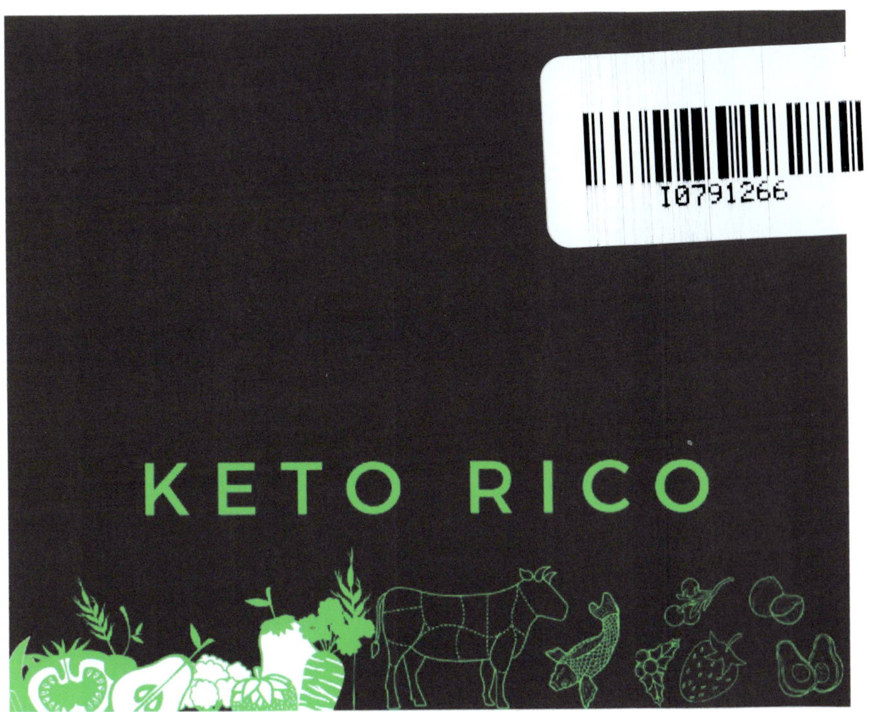

KETO RICO

GUIA INTRODUCTORIA

UN NUEVO ESTILO DE VIDA

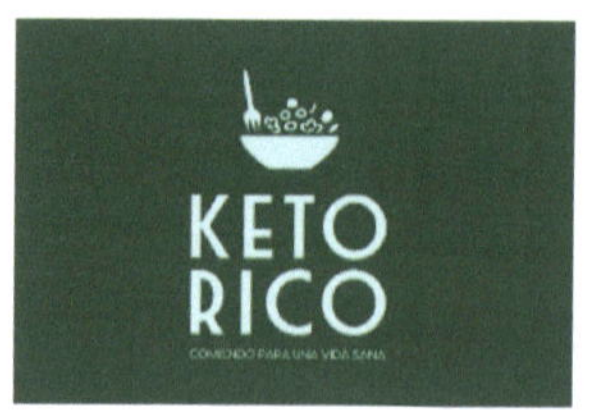

Términos y condiciones

Descargo de responsabilidades

Para lograr nuestra misión de simplificar la alimentación baja en carbohidratos, proporcionamos a nuestros lectores, en la medida de lo posible, el conocimiento, las herramientas y la inspiración que creemos que les pueden beneficiar. Aunque hacemos todo lo posible por proporcionar material confiable e informativo, ni podemos hacer ni hacemos declaraciones y garantías con respecto al contenido de nuestra guía, blog y sus aplicaciones. El uso de nuestra guía, blog en las redes, aplicaciones y otros servicios es bajo la propia responsabilidad del lector.

La información que proporcionamos en Keto Rico no pretende sustituir la consulta con un profesional médico cualificado. Busque el consejo de tu médico u otro proveedor de salud cualificado respecto a cualquier duda que puedas tener relacionada con una afección médica.

El contenido que proporcionamos no pretende ser utilizado para el diagnóstico o tratamiento médico. Informe a tu médico de cualquier cambio que hagas en tu estilo de vida y háblelo con él o ella. No haga caso omiso de los consejos médicos ni retrase la visita a un profesional médico debido a algo que haya leído en nuestra guía, blog en la web, aplicación o en otro de nuestros canales de comunicación.

Si tiene preguntas o dudas sobre cualquier afección médica que pueda tener, por favor, ponte en contacto con tu médico.

Esta guía ha sido creada para compartir investigaciones y lecturas del autor y como entretenimiento. Los puntos de vistas expresados son únicamente los del autor y no debería ser tomado como instrucción experta o comandos. El lector es el único responsable de sus acciones. La adherencia a las leyes aplicables y las regulaciones incluyendo las internacionales, federales y estatales y locales que gobiernan las prácticas de negocios, publicidad y cualquier otro aspecto de realizar negocios en Estados Unidos de América, Canadá o cualquier otra jurisdicción es la única responsabilidad del comprador del libro y/o el lector. Ni el autor ni cualquier empresa editorial asumen responsabilidad por parte de quien compra la guía o de quien lee este material.

Derechos de autor

No puede usar nuestro contenido para fines comerciales, a no ser que te hayamos autorizado a hacerlo. Puede usar y traducir nuestros artículos y guías siempre que incluyas un enlace o referencia a nuestro sitio web, Keto Rico, que sea claramente visible (en todas las páginas), e indiques si hiciste algún cambio en el contenido. Puede usar este contenido de cualquier manera que sea razonable, pero no de ninguna forma que sugiera que Keto Rico le respalda a usted o al uso que haga de nuestro contenido.

No puede usar nuestras recetas ni el contenido para otros lectores, a no ser que te hayamos autorizado a hacerlo.

Índice

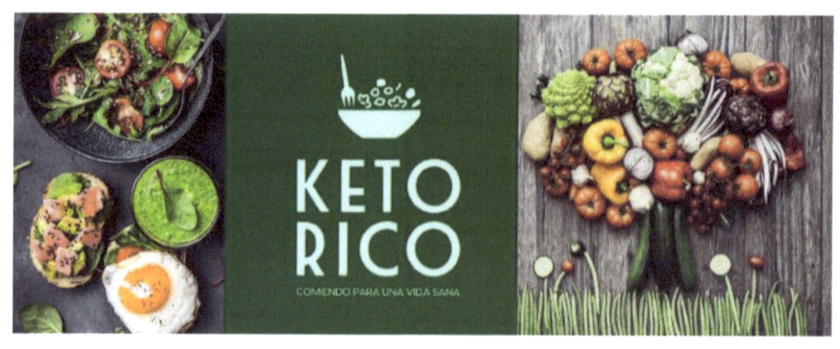

Keto Rico

Keto Rico ha sido creado por la familia Negrón-García para compartir con otros sus conocimientos y sus experiencias bajo este nuevo régimen de alimentación cetogénica, KETO. La dieta cetogénica, Keto, no tiene por qué ser complicada. Si aún no entiende cómo hacer sus planes para almorzar o preparar una rica cena para tu familia, entonces esta guía te ayudará a resolver ese dilema en simples pasos.

Primeramente, **¿qué es Keto**? Es una dieta muy baja en carbohidratos que convierte al cuerpo en una máquina de quemar grasa. Tiene muchos beneficios potenciales para la pérdida de peso, la salud y el rendimiento deportivo, y hay millones de personas que ya los han experimentado.

Hemos creado esta guía, bajo los conocimientos adquiridos en principio como paciente que he sido recomendada y, por último, como parte de mi jornada durante mis estudios de certificación como Coach Keto. He sido paciente de PCOS (Síndrome de Ovarios Poliquísticos, por sus siglas en inglés) desde mis 15 años. Durante años, hemos buscamos y experimentado muchas opciones para mejorar mis síntomas de PCOS y, sobre todo, controlar el sobrepeso que causa los desórdenes hormonales que surgen con dicha condición. Fue al final de 2018, que comencé a investigar y a realizar cambios para comenzar a alimentarme bajo la dieta Keto.

Este estilo de alimentación nos ha traído bienestar a nuestra vida y ahora como Keto Coach deseamos apoyar a otros a entender y lograr bienestar para sí.

Como parte de nuestro caminar como Keto Coach, hemos realizado varias investigaciones sobre la alimentación Keto; viendo documentales, leyendo artículos, hablando con profesionales de salud y nutrición y devorando todo lo que en case en nuestras manos. Este nuevo régimen de alimentación debe ser destinada a cambiar su relación con la comida, mejorar su estado de salud y lo más importante, día a día acercarle a su peso saludable. Viendo los beneficios que la dieta Keto les ha traído a las personas que hemos orientado y guiado, decidimos crear una página en Facebook, tipo blog bajo el nombre de Keto Rico (búscanos en Facebook e Instagram: **@ketoricopr**).

En Keto Rico, estamos disponibles para hacer coach individualizado o grupal; así como contestar preguntas de todos ustedes nuestros seguidores. Es nuestra misión: Construir una comunidad de apoyo para todos los que creemos en el poder sanador de los alimentos.

Les invitamos a vivir este estilo de alimentación y sanar su cuerpo con alimentos saludables y nutritivos.

---

(1) El síndrome del ovario poliquístico (SOP o PCOS, por sus siglas en inglés) es una enfermedad en la cual una mujer tiene unos niveles muy elevados de hormonas (andrógenos). Se pueden presentar muchos problemas como resultado de este aumento en las hormonas, incluyendo: • Irregularidades menstruales • Infertilidad •Problemas de la piel como acné y aumento de vello •Aumento en el número de pequeños quistes en los ovarios   Fuente: https://medlineplus.gov/spanish/ency/article/000369.htm

Ketosis

El nombre **Keto** proviene de la palabra en español _cetosis_. **_Cetosis_** es el proceso que sucede en nuestro cuerpo donde se producen pequeñas moléculas de energía que se llaman "cetonas" o "cuerpos cetónicos". Estas cetonas son un combustible alternativo para tu cuerpo y las mismas se utilizan cuando hay una escasez de azúcar (glucosa) en la sangre.

Las cetonas se producen cuando comes muy pocos carbohidratos y moderada cantidad de proteína. Los carbohidratos se descomponen muy rápidamente en la azúcar sanguínea. También, es importante saber que el exceso de proteína se puede convertir en azúcar sanguínea.

Las cetonas se producen en el hígado a partir de la grasa. Después, estas cetonas se utilizan como energía por todo el cuerpo, incluyendo el cerebro. El cerebro es un órgano que consume mucha energía todos los días, y no se puede alimentar directamente de la grasa. ¡Sólo funcionará con glucosa o cetonas!

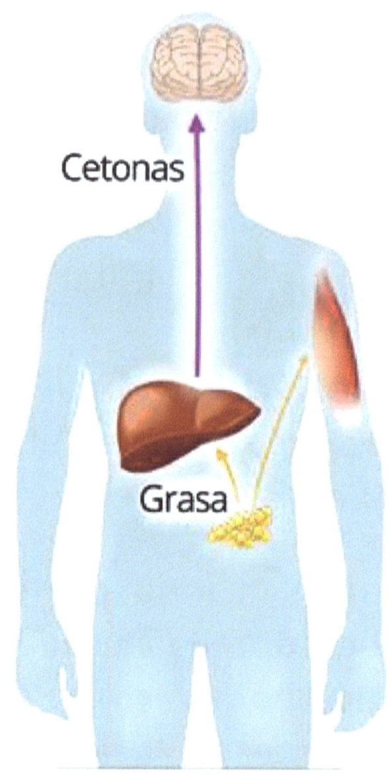

La cetosis es un proceso natural que el cuerpo pone en acción cuando las reservas de glucosa se empiezan a agotar. Ante un período de ayuno o bajo consumo de carbohidratos, el proceso de cetosis garantiza nuestra supervivencia.

Crédito de ilustración:
dietdoctor.com

En una dieta cetogénica (KETO), todo su cuerpo cambia su provisión de energía para funcionar casi exclusivamente con grasa, todo el tiempo. Los niveles de insulina se reducen y la quema de grasa aumenta drásticamente. Al cuerpo se le vuelve fácil acceder a sus depósitos de grasa corporal (¡tus libritas extra!) para quemarlos. Esta noticia es maravillosa, si está tratando de bajar de peso. También hay que resaltar otros beneficios menos evidentes, como, por ejemplo, tener menos hambre y alcanzar una provisión estable de energía.

Cuando el cuerpo produce cetonas se dice que está en cetosis (Ketosis). La manera más rápida de lograr esto es ayunando intermitentemente. El ayuno es recomendable una vez su cuerpo está acostumbrado a la alimentación Keto. El ayuno es parte de otra guía, la cual estamos desarrollando para usted. Enfoquemos nuestra discusión es cómo entender que es la dieta KETO.

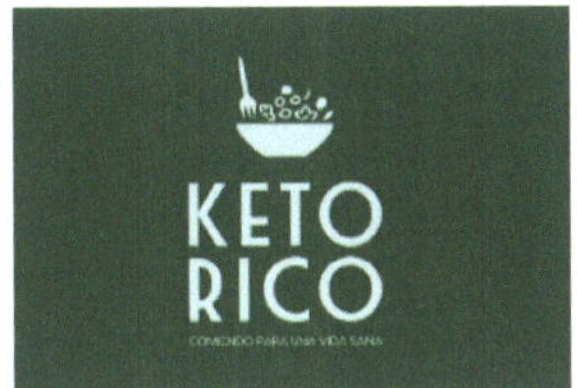

Descargo de responsabilidad: La dieta Keto tiene muchos beneficios comprobados, sin embargo, recomendamos que usted conozca el estado actual de su salud antes de comenzar cualquier cambio de alimentación. Su médico es con quien debe discutir cualquier cambio en la toma de medicamentos y cualquier cambio relevante en el estilo de vida. No tome decisiones sobre su salud sin consultar primeramente con tu médico.

Esta guía se escribió para compartir el resultado de investigaciones personales, experiencias con participantes de nuestro sistema de Coaching y parte del blog Keto Rico. No representa ni sustituye ningún consejo o recomendación médica.

Macros

Los macronutrientes (macros) son nutrientes que aportan calorías (energía) y están presentes en todos los alimentos existentes. Los macronutrientes y los micronutrientes son sustancias necesarias para el crecimiento, el metabolismo y otras funciones de nuestro cuerpo. "Macro" significa grande. Los macronutrientes son nutrientes que se necesitan en grandes cantidades para las funciones esenciales de nuestro cuerpo y cerebro. Hay tres categorías de macronutrientes:

- Carbohidratos
- Proteínas
- Grasas

Carbohidratos

Todos los días escuchamos sobre los carbohidratos y su efecto en la glucosa en la sangre. La mayoría de los carbohidratos que consumimos, el cuerpo las utiliza como fuente de energía de forma inmediatamente. Cuando los niveles de glucosa aumentan, el páncreas segrega insulina en la sangre. Esto ayuda a disparar la glucosa en nuestras células para ser utilizadas como energía o a ser almacenada glucógeno o grasa para uso futuro. Lo importante de los carbohidratos (carbs) es saber qué tipo de carbohidratos consumir.

¿Sabías usted que hay tres tipos principales de carbohidratos?

- Simples
- Complejos
- Fibrosos

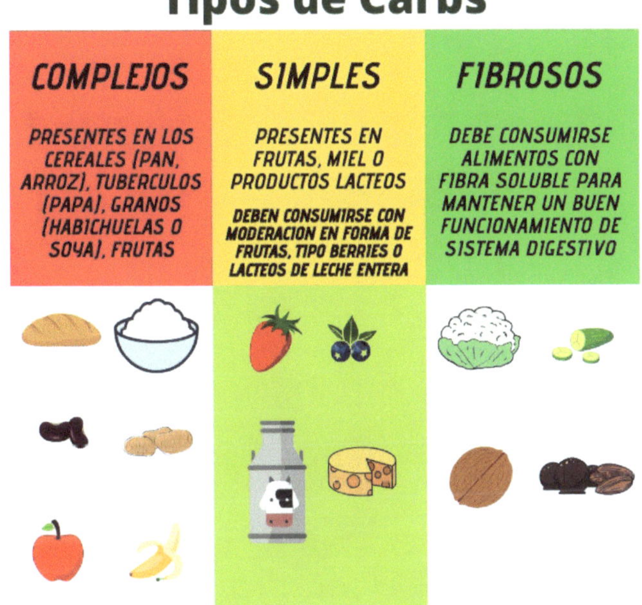

Los carbohidratos complejos están hechos de moléculas de azúcar que se extienden juntas en complejas cadenas largas. Tanto los carbohidratos complejos como los carbohidratos simples se convierten en glucosa en el cuerpo y son usados como energía. En la alimentación cetogénica limitamos todos los tipos de carbohidratos, pero eliminamos totalmente los carbohidratos complejos. Es importante recordar que buscamos producir cetonas para que sean nuestra fuente de energía principal, o sea convertirnos en una máquina de quemar grasa. Dichos carbohidratos se encuentran en alimentos tales como guisantes, fríjoles, granos enteros y hortalizas.

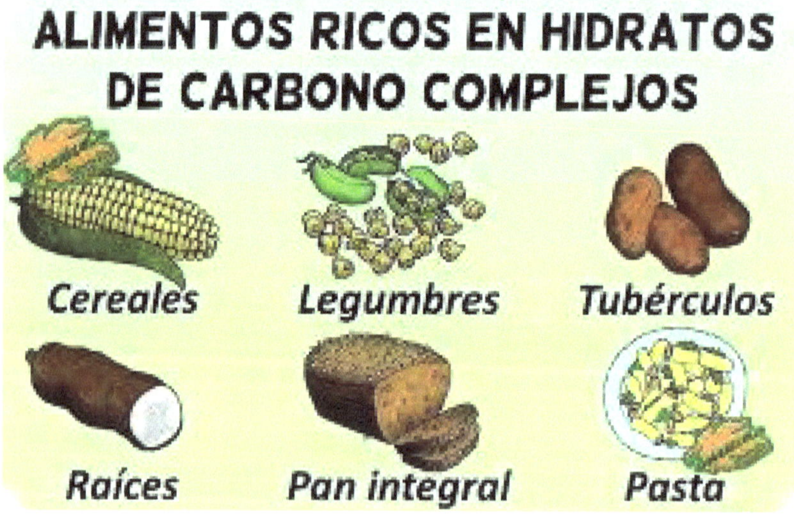

Crédito ilustración: https://www.botanical-online.com/medicina-natural/carbohidratos-complejos

Los carbohidratos simples son descompuestos rápidamente por el cuerpo y se encuentran en forma natural en alimentos como las frutas, al igual que en azúcares procesados y refinados como los dulces, el azúcar común, los almíbares y las gaseosas. Para bajar de peso, no debe dejar de consumir este tipo de carbohidratos, pues los necesitará para tener energía durante el día, debe evitar los carbohidratos simples que se encuentran en postres, bebidas gaseosas o en cualquier alimento que contenga azúcar refinada.

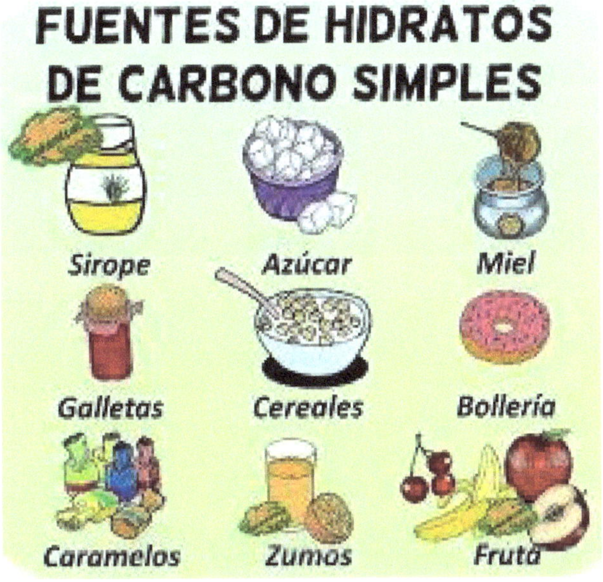

Crédito ilustración: https://www.botanical-online.com/medicina-natural/carbohidratos-complejos

De los carbohidratos simples, la alimentación Keto recomienda utilizar frutas tipo "berries". Sin embargo, debe monitorear la cantidad de carbohidratos y el índice glucémico de estas berries. No todas las berries tienen los mismos carbs.

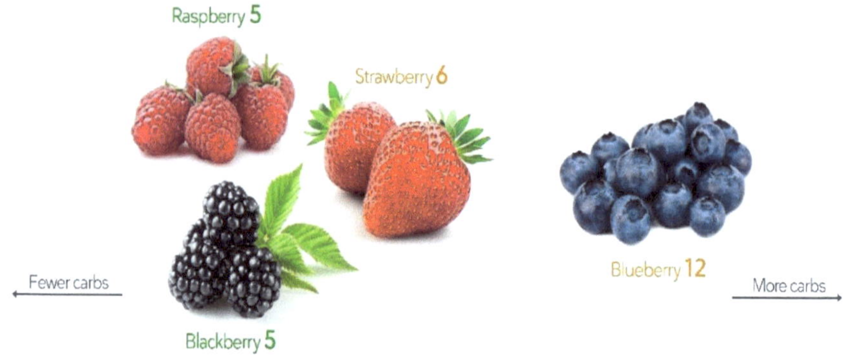

Crédito ilustración: dietdoctor.com

En la dieta Keto, se recomienda eliminar los carbohidratos complejos y moderar los carbs simples, consumiendo frutas tipo "berries". Mientras debemos continuar consumiendo fibra para evitar mantener un sistema digestivo en pleno funcionamiento.

¿Por qué restringimos los carbs?

Los carbs restringen para mejorar la metabolización de las grasas. Su cuerpo ya no dependerá de los carbohidratos para obtener energía. Su cuerpo se adaptará para ser más efectivo en la cetosis (Ketosis) y obtener la energía de las grasas saludables.

Una dieta baja en carbs en el largo plazo, puede traer beneficios sobre su metabolismo, tener un envejecimiento saludable (más energía) y control de tu insulina (mejora en pacientes con diabetes). Más adelante te indicamos que tipos de carbs debes consumir para mantener una ingesta saludable de ellos.

Los carbohidratos no deben ser completamente eliminados de la dieta. La recomendación es escoger los mejores carbohidratos posibles y mantener una cantidad mínima para que su cuerpo funcione como es requerido. Keto recomienda consumir entre 15-30 gramos de carbohidratos netos al día.

Proteínas

Las proteínas proporcionan al cuerpo aminoácidos, que utiliza para mantener y reparar los tejidos y músculos. A partir de ellas, el organismo elabora hormonas. Otras funciones de las proteínas es el transporte de mercancías de un órgano a otro (como la hemoglobina de la sangre que lleva oxígeno a todo el cuerpo). La proteína juega un papel vital en cada dieta, por lo que puede un nutriente confuso mientras haces la dieta Keto.

Si no come suficiente proteína, puede comenzar a perder masa muscular. Entonces pensaría; "bueno, puedo comer más y más carne para mantener mis músculos según voy perdiendo peso." ¡Sería fenomenal, verdad! Más, sin embargo, si consume grandes cantidades de proteína puedes elevar sus niveles de insulina al punto que sales de la cetosis (Ketosis).

La dieta Keto propone límites en el consumo de proteína. Estos límites son suficientes para mantener o ganar masa muscular, sin impedir la producción de cetonas. Los rangos idóneos para consumo de proteína son establecidos según tu nivel de actividad física:

- **Sedentario** (no ejercicio): 0.8g de proteína por cada libra de masa limpia en el cuerpo (lean body mass).
- **Levemente Activo** (ejercicio al menos 3 días a la semana por 30-60 minutos): 0.8 – 1.0g de proteína por cada libra de masa limpia en el cuerpo (lean body mass).
- **Altamente activo** (ejercicio intenso, hasta 5 días a la semana por más de 60 minutos):

1.0 – 1.2g de proteína por cada libra de masa limpia en el cuerpo (lean body mass).

Ejemplo: Si una persona no hace ejercicio y pesa 180 libras, tendría que consumir 144 gramos de proteína, 5 onzas. Recomendamos que una persona sedentaria incluya 4 onzas de proteína de alta calidad en cada una de sus comidas en sus primeros 30 días. Luego ajustar según vaya incluyendo ejercicio en su rutina diaria.

Para calcular su "lean body mass", puede visitar este sitio web: https://www.calculator.net/lean-body-mass-calculator.html

Grasas

Hemos sido educados que las grasas son malas, que nos causan enfermedades cardíacas y muchos mitos más. Es importante entender que como muchas cosas en el mundo de la alimentación; hay alimentos que nos ayudan y alimentos que nos enferman. Es lo mismo que sucede con las grasas.

Cuando vamos a adoptar un estilo de alimentación, como el Keto, donde las grasas son el macronutriente principal; debemos entender que no todas las grasas son iguales. Existen 3 tipos de grasas:

- Grasas Transgénicas, las cuales son sintéticas
- Grasas Poliinsaturadas
- Grasas Monoinsaturadas

Para conquistar la pérdida de peso y los beneficios de Keto en nuestro cuerpo; es recomendado que comas las grasas correctas. Esto implica no consumir grasas sintéticas (trans fat) de comidas procesas; moderar el consumo de grasas poliinsaturadas. Por último, convertir su fuente de grasas en el consumo de grasas monoinsaturadas.

Las grasas saludables tienen funciones esenciales para nuestro cuerpo y, sobre todo, para la salud de nuestro cerebro. Dentro de las funciones estructurales de las grasas destacan:

- Proteger a los órganos y al cuerpo de lesiones y golpes.

- Aislar al cuerpo de los cambios de temperatura.

- Contribuyen a la sensación de saciedad, pues retrasan el vaciado del estómago.

Grasas Transgénicas – Enemigas de nuestro cuerpo

Vamos a explicarles un poco que son las **grasas transgénicas o trans fat**. Las grasas trans (AGT) son ácidos grasos insaturados que se forman de forma industrial al convertir aceite líquido en grasa sólida por un proceso llamado hidrogenación. Las grasas trans se popularizaron ante la creencia de que compensaban el daño a la salud de las grasas saturadas.

No obstante, hoy día, se ha reconocido que los AGT son más dañinos que las grasas saturadas. Por lo tanto, es importante que eliminemos el consumo de grasas trans en nuestra alimentación.

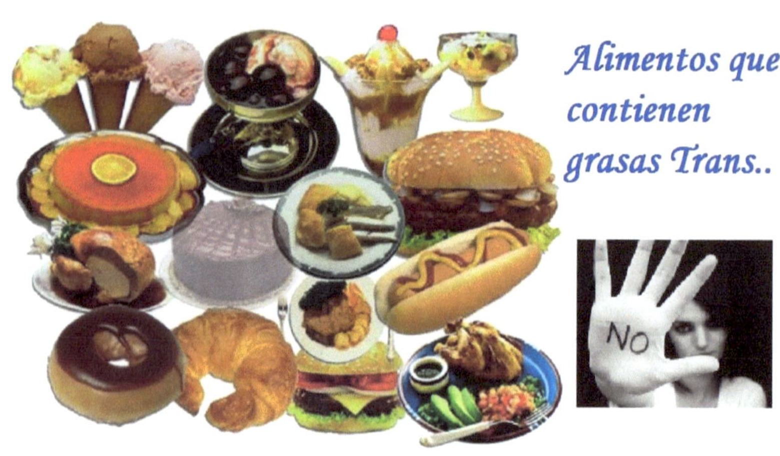

<u>*Grasas Saturadas – Consumir con Moderación*</u>

Por otro lado, tenemos las **grasas saturadas**, quienes durante décadas han sido acusadas de ser la principal causa de enfermedad cardíaca. Las grasas saturadas son las que no presentan dobles enlaces, y se encuentran en los alimentos de origen animal, como las carnes, la leche y sus derivados. También están presentes en algunos vegetales, como el aceite de palma y el de coco.

Varios estudios han arrojado que el consumo moderado de grasas saturadas no le causa daño al corazón y, por el contrario, sirven de arma preventiva contra los accidentes cerebrovasculares, causados por una disrupción repentina en el flujo sanguíneo hacia el cerebro.

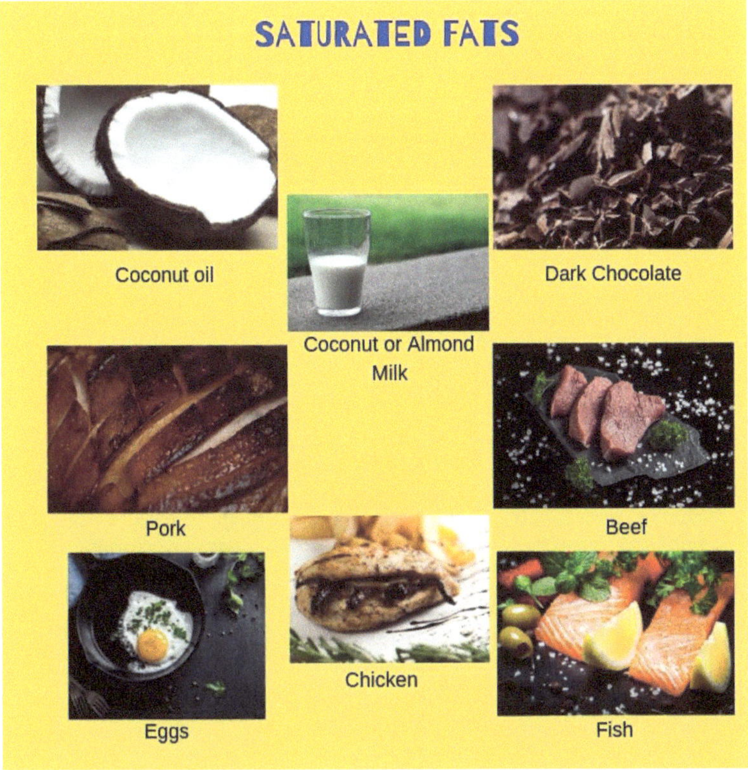

Grasas Insaturadas – Saludables para tu organismo

Existen las grasas REINAS DEL KETO: Las más saludables y las que deben prevalecer en su dieta Keto: las grasas insaturadas. Estas grasas son clasificadas como:

- poliinsaturadas

- monoinsaturadas

Ambos tipos de grasas son grasas saludables. La grasa poliinsaturada se encuentra en alimentos vegetales y animales, tales como el salmón, los aceites vegetales y algunas nueces y semillas. Mientras que las monoinsaturadas se encuentran en alimentos de plantas como nueces, aguacates y aceites vegetales. Las grasas monoinsaturadas tienen forma líquida a temperatura ambiente, pero comienzan a endurecerse cuando se enfrían (como vemos con el aceite de coco).

El consumo de estas grasas poliinsaturadas y monoinsaturadas tiene beneficios para tu salud tales como:

- Elevan el colesterol HDL (colesterol bueno).

- Reducir los triglicéridos en la sangre y baja la presión arterial; disminuyendo el riesgo de padecer trombosis.

- Pérdida de peso notable y mejoría de todos los marcadores vitales.

- Combate la inflamación.

• Provee nutrientes esenciales a nuestro cuerpo como vitaminas A, E y K2.

o La clave es elegir productos de animales que fueron alimentados naturalmente, como vacas que se han nutrido con pasto (Grass fed).

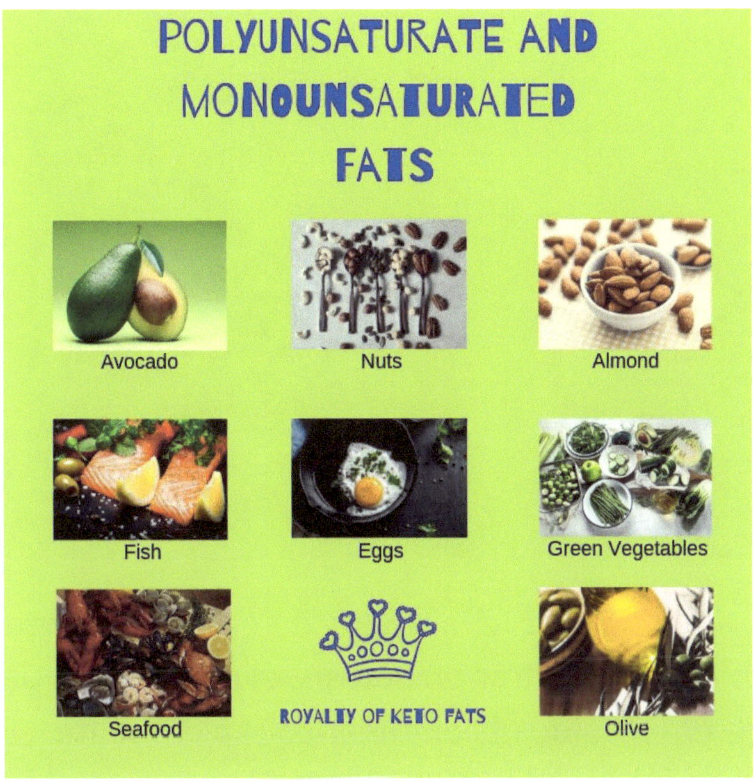

Los electrólitos: La importancia en el proceso de Cetosis

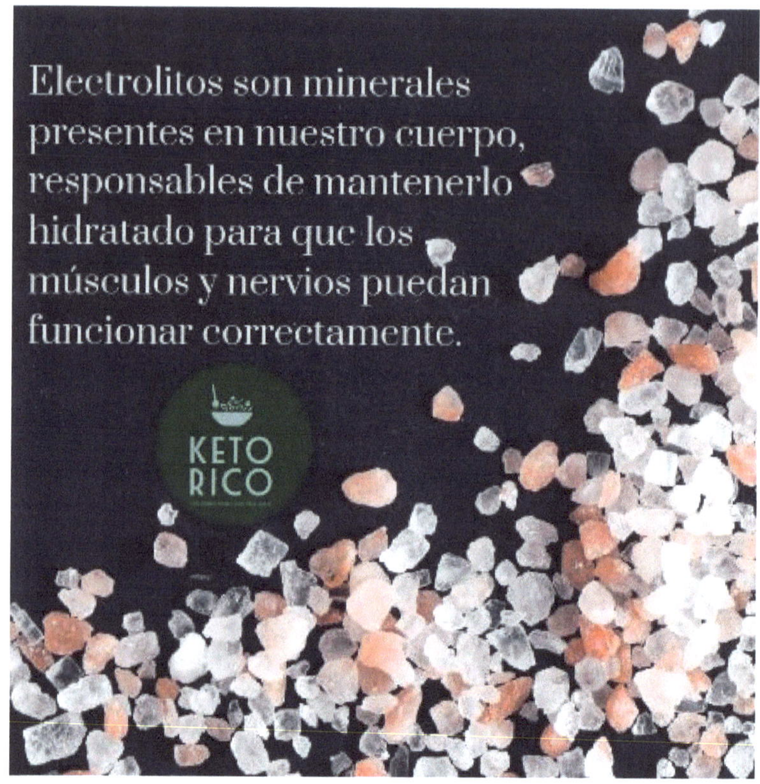

Al restringir el número de carbohidratos con el objetivo de entrar en cetosis, el cuerpo va a pasar de retener fluidos, a eliminarlos rápidamente. Esta pérdida de líquido se va a llevar consigo también a los electrólitos, provocando un desequilibrio de electrólitos. Si no mantenemos el balance de electrólitos en nuestro cuerpo, este desbalance nos puede llevar a un estado que se conoce como la gripe Keto (Keto flu, en inglés).

¿Cuáles son los electrólitos?

Hay muchos minerales necesarios para nuestro cuerpo. Hablemos brevemente de los 7 minerales con mayor relevancia para nuestro cuerpo: Potasio, Sodio, Cloruro, Magnesio, Calcio, Fosfato y Bicarbonato.

Debemos reponer estos electrolitos para evitar y manejar el keto flu. Primero, veamos el aporte de cada uno de estos minerales en nuestro organismo.

Potasio:

- Regula el ritmo cardíaco.
- Apoya la neuro transmisión.
- Podemos encontrar este mineral en los siguientes alimentos: champiñones (setas), espinacas, frutos secos, salmón y aguacate

Sodio:

- Regula el volumen de fluidos y balance.
- Mantiene la función muscular y nerviosa.
- La mejor fuente de sodio, que tenemos es la sal.

- o Puedes preparar una bebida de agua con zumo de lima o limón y añadir un poco de sal.
  - o Esto es muy recomendable hacerlo una vez al día y no debe faltar durante tu dieta si haces ejercicio.
  - o También puedes tomar un caldo de hueso de res o de hueso de pollo (preferiblemente, hecho en casa).

Cloruro:

- Trabaja en conjunto con el sodio para mantener el balance de fluido.
- Ayuda a mantener una acidez apropiada.
- Entre los alimentos que se encuentra, están algas marinas ("seaweed"), centeno ("rye"), tomates, lechuga, apio ("celery"), y las aceitunas de oliva.

Magnesio:

- Importante para la función muscular y el ritmo cardíaco.
- Promueve el buen funcionamiento del sistema inmunológico y la formación/mantenimiento de los huesos y dientes.
- Este mineral se puede encontrar en una variedad de alimentos:

- o Vegetales de hojas verdes (espinacas, col rizada – kale)
  - o Frutas (aguacate, frambuesas – raspberries)
  - o Nueces y semillas
  - o Vegetales (brócoli, repollo, habichuelas verdes, alcachofas, espárragos, coles de Bruselas)
  - o Pescados (salmón, verdel, atún)

Calcio:

- Requerido para el fortalecimiento de los huesos y dientes.
- Necesario para los impulsos nerviosos, contracciones de los músculos y la coagulación de la sangre.
- Este mineral se puede encontrar en una variedad de alimentos:
  - o Semillas
  - o Quesos enteros (preferiblemente, en barras no rallados)
  - o Yogurt
  - o Sardinas y salmón
  - o Almendras
  - o Vegetales de hojas verdes

Fosfato:

- Fortalece los huesos y los dientes.

- Vital para el crecimiento y reparación de tejido.
- Este mineral se puede encontrar en una variedad de alimentos:
    - Quesos
    - Mantequillas
    - Yogurt
    - Pollo, pavo, cerdo, carne de res
    - Sardinas, atún y salmón
    - Huevos
    - Almendras
    - Chocolate oscuro

Bicarbonato:

- Ayuda a mantener la acidez corporal apropiada.
- Es creado por el cuerpo mediante la respiración.

Muchas de las bebidas disponibles en el mercado para reponer electrólitos contienen una combinación de solamente 3 minerales. Por lo que la alimentación con los alimentos apropiados será su mejor aliado.

<u>¿Puedo tomar algo para evitar el Keto flu?</u>

¡Sí! Puede hacer su propia bebida repleta de electrólitos en casa, la misma se conoce como Ketorade. Ketorade es una bebida llena de electrólitos, la cual te ayudará a prevenir o manejar el Keto flu.

¿Cuándo debes tomar Ketorade?

- Cuando está experimentando síntomas del keto flu.
- Antes o después de un ejercicio intenso.
- Durante las primeras semanas de cambio de alimentación, dónde aún no está adaptado al consumo de grasa (keto adaptado).
- Si no es capaz de llegar al consumo mínimo de 4700mg de potasio en tus comidas.

Esta receta hace 4 tazas de Ketorade. Se recomienda tomarlo en varios sorbos durante todo el día, no de una sola vez. También recomendamos consumir potasio a través de tus alimentos.

Receta

Ingredientes:

- 1 cucharada de vinagre de cidra de manzana
- ½ cucharada de polvo de citrato de potasio
- ½ cucharadita de sal himalaya
- 1-2 sobres de Stevia o Monkfruit
- 1 limón
- Una pizca de jengibre
- Hojas de menta para adornar o añadir sabor

Procedimiento:

- En un envase de un litro (32 Onzas), añada el vinagre, el potasio, la sal, el endulzante y el jengibre.
- Exprima ½ limón en el envase.
- Añada 3 tazas de agua (puede usar agua con gas)
- Mezcle todos los ingredientes hasta que estén totalmente disueltos.
- Eche 1-2 rebanadas de limón en el envase.
- Añada hielo para enfriar o coloque en la nevera.
- Sirva y adorne con hojas de menta.

Gripe Keto – Un síntoma que puedes evitar

La gripe Keto se puede presentar durante las primeras semanas bajo estos síntomas y es totalmente prevenible. Entre los síntomas que puede presentar son:

- Fatiga
- Dolor de cabeza
- Dificultad para concentrarse
- Falta de motivación
- Mareos
- Deseos de comer alimentos con azúcar
- Náuseas

La mayoría de los síntomas son provocados por la falta de agua y sal. Esto es ocasionado por un aumento temporal en la producción de orina a medida que el cuerpo entra en cetosis. De modo, que debe reponer los electrólitos perdidos en la orina. Esta gripe se puede prevenir o tratar haciendo lo siguiente:

- Consumir agua con sal una o dos veces al día durante las primeras semanas de la dieta Keto. También puedes ingerir Ketorade.
- Añadir un poco más de grasa saludable. Quizás los síntomas sean

porque no estás consumiendo suficiente grasa para sentirte saciado.

- Si trata lo anterior y aun así no siente mejoría, añada un poco de carbohidratos (no procesados tales como vegetales verdes: brócoli, coles de Bruselas o espárragos.
  - Evita cualquier carbohidrato procesado para que no interrumpa su proceso de cetosis.

Este cambio de alimentación es drástico y necesita poco a poco trabajar en tu adaptación. Es necesario que escuches a tu cuerpo y no fuerce cambios a nivel de colocar tu salud en riesgo.

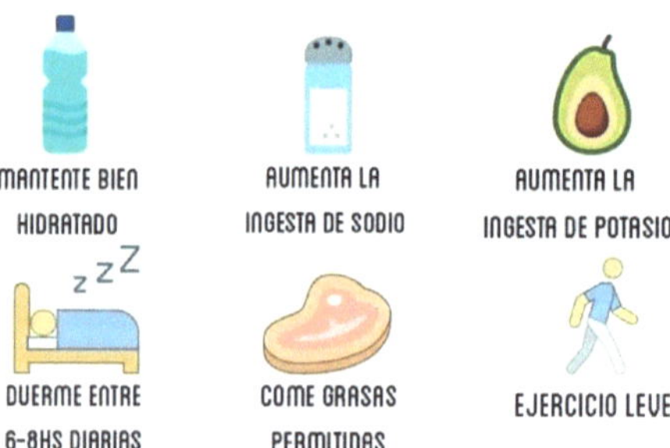

Junto con el aumento de la pérdida de agua del cuerpo, los minerales que se encuentran en el organismo se pierden a un ritmo mayor. De esta manera, se pueden agotar rápidamente los electrólitos claves que su cuerpo necesita para funcionar correctamente. Como resultado, puede experimentar algunos de los síntomas negativos asociados con la gripe ceto ("Keto flu").

Otras situaciones que puede experimentar y cómo combatirlo:

- **Calambres:** Tome agua abundantemente. Consuma suficiente sal para reemplazar los electrólitos. De ser necesario, tome un suplemento de magnesio (de liberación lenta durante 20 días; como Slow-Mag o Mag 64).

- **Estreñimiento:** Tome agua abundantemente. Consuma suficiente sal para reemplazar los electrólitos. Coma vegetales altos en fibra, no almidonados. Tome leche magnesia, de ser necesario.

- **Palpitaciones cardíacas:** Si ha tomado suficiente agua y ha consumido sal adecuadamente, consuma algo de carbohidratos. Deténgase y consulte a su médico inmediatamente.
  - Recuerde: Es importante que no tome determinaciones con respecto a sus medicamentos y sus dosis sin consultar con su médico, de antemano. No debe tomar decisiones médicas por su cuenta.

- **Mal aliento:** Tome agua abundantemente. Mantenga una higiene bucal adecuada. Use un refrescante bucal. Este síntoma es temporal durante las primeras dos semanas, es una señal de que está entrando en estado de cetosis.

- **Disminución de rendimiento físico:** Tome un vaso de agua con 1-2 cucharaditas de sal 30 minutos antes de su sesión de ejercicios. Procure dormir al menos 8 horas antes. El descanso es importante para tu rendimiento físico y concentración mental.

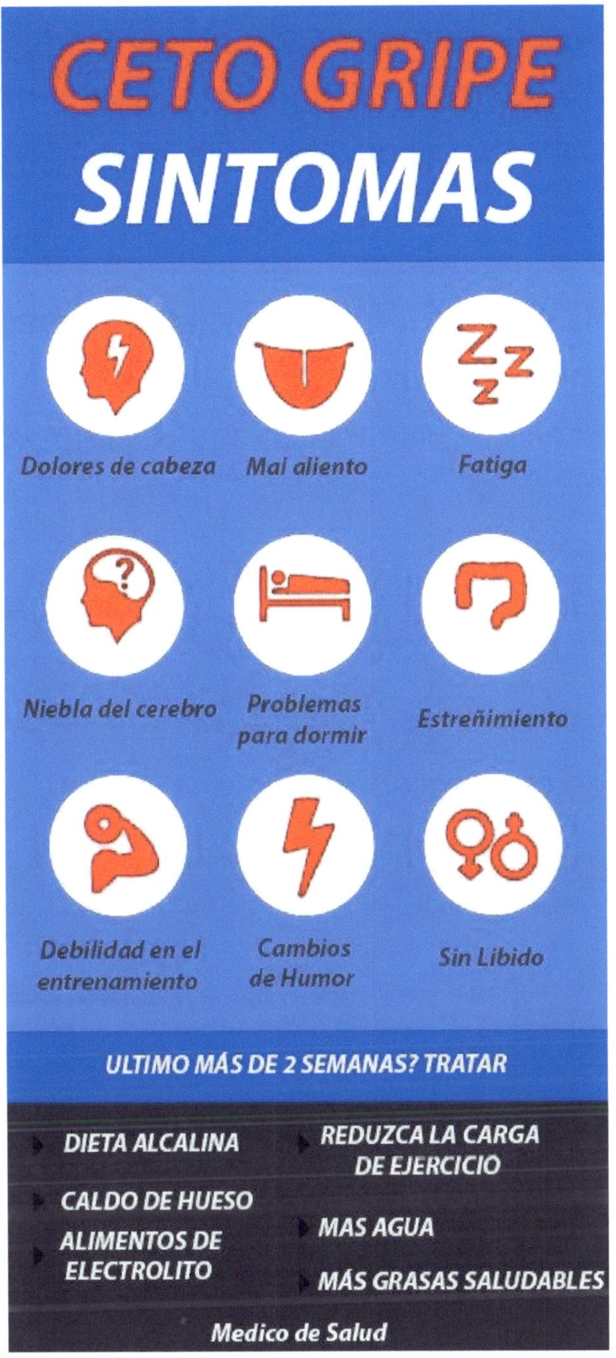

- La ingesta adecuada de micronutrientes es tan importante como una ingesta de macronutrientes bien formulada.

- Los electrólitos se agotan rápidamente en una dieta cetogénica, debido a la mayor excreción de agua y a la disminución de la retención de líquidos.
- Los electrolitos más importantes por considerar durante una dieta cetogénica son el sodio, potasio y magnesio.
- Aumentar la ingesta de agua es importante en una dieta cetogénica para mantener la hidratación.

Keto en pasos simples

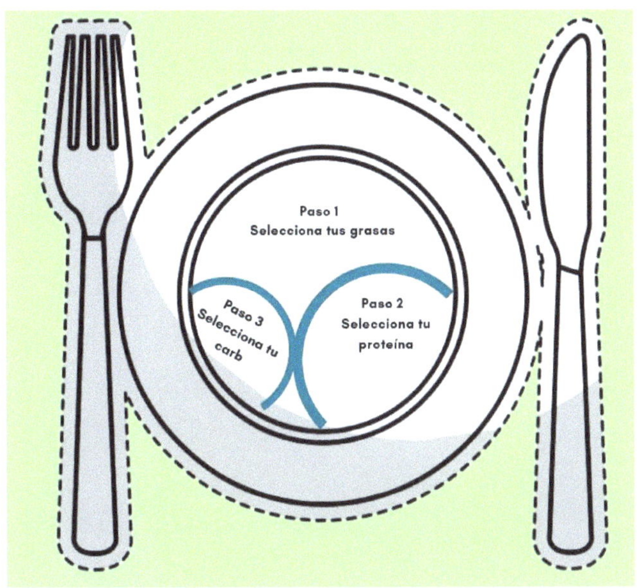

Paso 1 - Selecciona tu grasa

La selección de la grasa va desde el tipo de aceite o mantequilla que usará para cocinar sus alimentos. Es importante que al momento de cocinar utilice el aceite correcto, dependiendo de la temperatura que estará usando. Para evitar que el aceite se queme y produzca sustancias tóxicas para la salud y el medio ambiente, no hay que sobrepasar **nunca** el punto en el que comienza a desprender humo.

Aceite	*Punto de Humeo* *(en grados Fahrenheit, F)*
Aceite de aguacate	570° F
Ghee (mantequilla clarificada)	485° F
Aceite de Oliva (extra virgen)	375° F
Aceite de girasol	325 – 350° F
Aceite de Coco (extra virgen)	350° F
Mantequilla	200 – 250° F

Otros alimentos que puede seleccionar como aderezos o parte de su plato principal son:

- Mayonesa
- Aguacate
- Sour cream
- Quesos (ver sección de Quesos para más información)

Paso 2 - Selecciona tu proteína

La dieta Keto no es una dieta alta en proteínas. Cuando come proteínas en grandes cantidades, su cuerpo convertirá el exceso en glucosa. Si este proceso llamado gluconeogénesis sucede, su cuerpo dejará de utilizar cetonas como fuente de energía.

Keto es una dieta alta en grasas saludables con el fin de colocar su cuerpo en cetosis. Sin embargo, es importante que consuma el nivel apropiado de proteína para mantener su índice de masa corporal en un estado saludable. La cantidad de proteína es varía del peso, edad y estilo de vida (con respecto a la actividad aeróbica que realizas).

Para calcular sus límites de proteína, puede ir al siguiente lugar web y calcularlo: https://www.livestrong.com/article/489271-minimum-protein-intake-per-lean-body-mass/

La calidad de sus proteínas es igual de importante que la cantidad que consumes. Se recomienda que consuma proteínas de alta calidad: Provenientes de animales alimentados en su estado natural (ejemplo: vacas alimentadas con pasto, "Grass fed"), sin curar, sin azúcar y no procesadas (como los "hot dogs" u otro embutido hecho con piel sintética). Entre las proteínas que puede seleccionar se encuentran los siguientes alimentos:

- Pescado
- Huevos enteros
- Lomo y chuletas de cerdo
- Carne
- Venado
- Cabra
- Cordero
- Tocino (Bacon)
- Pollo
- Pavo
- Pato

¿Por qué comer carne proveniente de animales alimentados con pasto, "Grass fed"?

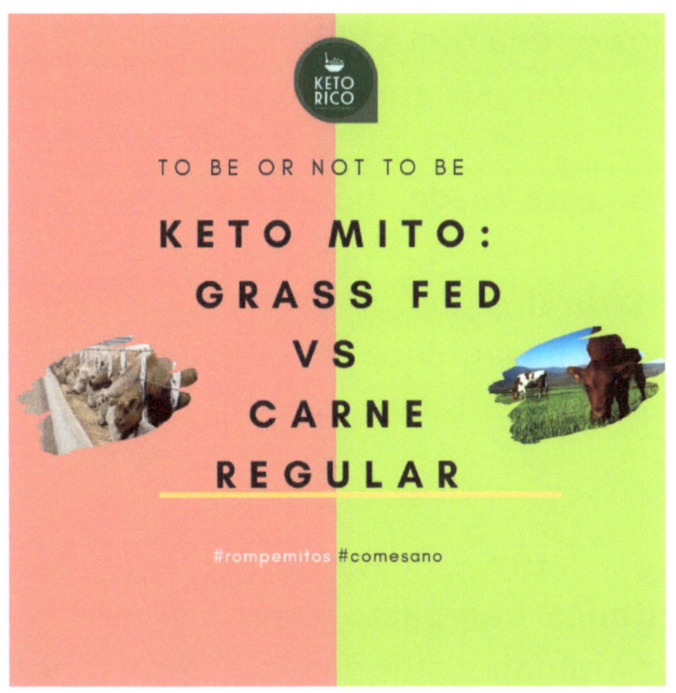

En Estados Unidos, así como en muchos otros países, las vacas son criadas en lugares conocidos como Centro de Operaciones de Alimentación Animal (Concentrated Animal Feeding Operations, CAFOs). Aquí las vacas son confinadas a cubículos de espacio limitados. Ellas son engordadas rápidamente con alimentos basados en granos, provenientes de maíz y soya. Su dieta es suplementada con pasto seco. También, se le ofrecen drogas como antibióticos y hormonas de crecimiento para maximizar el crecimiento de estos animales. Las vacas viven varios meses en estos lugares y luego pasan al matadero. Todos sabemos que la dieta natural de las vacas debe ser 100% de pasto natural.

Por esta razón, países como Australia ha decidido tener vacas alimentadas 100% por pasto natural. Aunque esta acción no significa que viven libremente en el campo, más bien que son alimentadas como su naturaleza lo requiere.

La carne proveniente de animales alimentados por pasto contiene menos grasa que los animales alimentados con granos. Los que significa que un pedazo de carne "Grass-fed" contendrá menos grasas saturadas, por ende, menos calorías. Los beneficios mayores de las carnes "Grass – fed" son mayor cantidad de ácidos grasos Omega 3 y CLA (ácido linoleico conjugado). Ambos ácidos grasos poseen propiedades que nos ayudan a mantener un peso saludable, retener nuestra masa muscular y controlar la diabetes tipo 2.

Beneficios de comer carne "Grass fed":
- Menos calorías – La cantidad de grasa encontrada en una carne "grass-fed" es significativamente más baja que en una carne tradicional. Lo cual significa que puedes sentirme más libre al comerla.

- Más grasas saludables – La carne "Grass-fed" es una buena fuente de ácidos grasos omega-3, los cuales reducen la inflamación de tu cuerpo.
- Reducción de enfermedades del corazón – La baja cantidad de grasas saturadas encontradas en la carne "Grass-fed" puede reducir la probabilidad de enfermedades del corazón.
- Opción más segura – El potencial de enfermarte en más bajo por que la carne "grass-fed" es libre de hormonas y antibióticos.
- Mejor para nuestro planeta – La producción de carne "grass-fed" es menos dañina a nuestro medio ambiente que la carne convencional ya que la cantidad de emisiones de gas de invernadero son más bajas.
- Potencial guerrero contra el cáncer – Uno de los nutrientes más prometientes encontrados en la carne "grass-fed" es el CLA (ácido linoleico conjugado), el cual se ha reconocido como un agente que combate el cáncer.

Por estas razones y más, recomendamos comer carne de "vacas felices"

Paso 3 - Selecciona tu carbohidrato

Mi parte favorita de Keto es conseguir carbohidratos para completar el menú. Hemos sido acostumbrados a tener carbohidratos complejos como arroz, pastas, tortillas u otros alimentos. La naturaleza nos brinda los mejores carbohidratos mediante sus vegetales. En Keto, es importante que midas los carbohidratos netos y mantenga su consumo entre 15 gramos a 30 gramos diarios (netos). La cantidad de carbs varía de acuerdo con las condiciones médicas, estilo de vida (con respecto a ejercicio) y metas de peso (mantener no es lo mismo que perder). Mínimo se recomienda consumir 15 gramos de carbs netos.

¿Qué son los carbohidratos netos?

Al momento de leer una etiqueta, tome los carbohidratos totales y reste los carbohidratos de fibra y los alcoholes de azúcar. Se utilizan los carbs netos por que la fibra es un carbohidrato que el cuerpo no digiere, por lo que no se cuenta como un carbohidrato que impacte la respuesta de la insulina.

Nutrition Facts

8 servings per container
Serving size   **2/3 cup (55g)**

Amount per serving
Calories 230

	% Daily Value*
Total Fat 8g	**10%**
Saturated Fat 1g	**5%**
Trans Fat 0g	
Cholesterol 0mg	**0%**
Sodium 160mg	**7%**
Total Carbohydrate 37g	**13%**
Dietary Fiber 4g	**14%**
Total Sugars 12g	
Includes 10g Added Sugars	**20%**
Protein 3g	
Vitamin D 2mcg	10%
Calcium 260mg	20%
Iron 8mg	45%
Potassium 235mg	6%

* The % Daily Value (DV) tells you how much a nutrient in a serving of food contributes to a daily diet. 2,000 calories a day is used for general nutrition advice.

Total Carbonhydrate – Dietary Fiber = Net Carbs

37g – 4g = 33g

Al momento de crear sus comidas, seleccione alimentos bajos en carbohidratos y no tengas miedo de probar nuevos sabores. Lo divertido de Keto es ser creativo con estas nuevas experiencias alimenticias.

Los mejores vegetales bajos en carbohidratos son:

- Coliflor   4g
- Repollo   3g
- Brócoli   4g
- Calabacín   3g
- Espinacas   1g
- Espárragos   2g
- Col rizada   4g

- Coles de Bruselas 5g

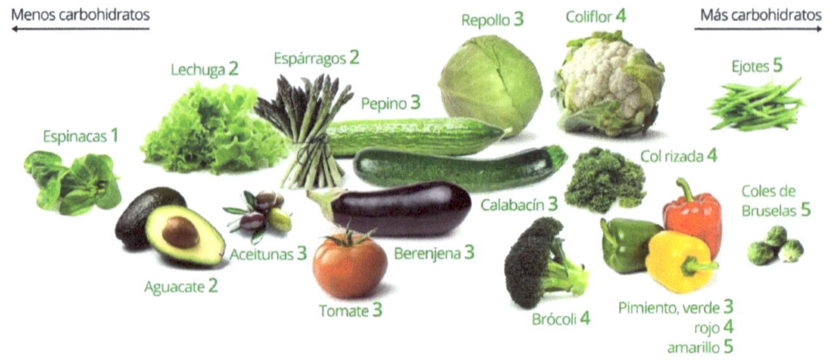

Fuente: Diet Doctor.com

Monitoree las calorías y los macros

Una de las controversias que más vemos en los foros de la alimentación Keto es si debemos o no contar las calorías. Y la respuesta es: **Depende de lo que coma**. La calidad de los alimentos, así como la cantidad de alimentos consumidos es importante.

Primeramente, es importante que sepa que para que proteger su cuerpo debes consumir un mínimo de 1,200 calorías diarias. De no consumir esta cantidad de calorías, su cuerpo puede entrar en estado de hambre ("starvation") y para protegerse detendrá la quema de grasa, producirá un metabolismo lento y baja en los niveles de energía. Y más importante, puede llegar a un estado mal nutrición que puede ser perjudicial para tu salud a largo plazo o puedes desarrollar un trastorno alimentario como bulimia o anorexia. Si presenta alguno de estos síntomas, debe consultar de inmediato con un profesional de la salud:

- Episodios recurrentes de sobrealimentación compulsiva
- Comer cantidades excesivas de comida a pesar de no estar hambriento
- Negarse a comer
- Comer constantemente durante el día, sin importar la hora
- Energía excesiva
- Aletargamiento
- Estreñimiento
- Intolerancia al frío / hipotermia
- Hipotensión
- Inflamación de los tejidos
- Pensamiento perfeccionista
- Deseo de controlar las situaciones y el entorno
- Control deficiente sobre los impulsos
- Sentimientos de inutilidad
- Temor intenso de subir de peso o de tener sobrepeso
- Bajo rango de emociones
- Irritabilidad
- Agitación

Para más información sobre los trastornos alimentarios, visite a su médico. Referencia: <https://www.sanjuancapestrano.com/trastornos/alimentarios/sintomas-efectos/>

Si está alimentándote con comida real (nada procesado) la respuesta, es que no tendrá que contar calorías porque al comer carnes/pescados con vegetales frescos y grasas saludables, es altamente probable que no exceda el límite de las calorías que necesitas para mantener o bajar de peso. Sin embargo, si su alimentación sigue dependiendo de harinas, lácteos y alimentos procesados, es muy probable que esté consumiendo más calorías de las que su cuerpo pueda quemar. También es importante que vigile la cantidad de meriendas y postres keto. El sobre uso de endulzantes o harinas, keto-friendly, pueden entorpecer su meta de mantener o alcanzar tu peso saludable.

Si vs que no logra bajar esas libritas/kilos de más, es importante que revise que está comiendo y, sobre todo, las cantidades que consumes Es recomendable que añada ejercicios a su rutina y esté totalmente keto-adaptado, antes de comenzar a realizar ayunos intermitentes.

Recuerden que la alimentación cetogénica es tan eficiente como nosotros lo propongamos. Cada persona sigue un estilo que se ajusta a su presuesto y a su diario vivir. Bajo la alimentación keto, el énfasis debe ser en seguir sus principios básicos:

- Mantener los carbohidratos bajos entre un 5% y 10% de sus calorías diarias; para así, controlar la producción de insulina e inflamación en el cuerpo.
- Consumir las grasas saludables entre un 60 y 75% de sus calorías para fomentar la creación de cetonas y tener sensación de saciedad.
- Consumir la proteína de alta calidad, la cual su cuerpo necesita para mantener la masa muscular.

En un principio de la dieta Keto, es importante que mantenga un monitoreo de los carbohidratos consumidos. Este monitoreo le hará sentir más consciente de lo que consume, podrá identificar los alimentos que le hacen sentir inflamado o simplemente, son altamente calóricos. El monitoreo le ayudará a lo siguiente:

- Planificación de menús de antemano
- Uso de alguna app como Carb Manager o MyFitnessPal para monitorear los macronutrientes, calorías y cantidad de alimentos consumidos; haciendo más fácil crear una disciplina.

Keto es versus Keto NO es

Keto es:

- Alimentarnos con comida real, o sea evitar y eliminar productos procesados.
- Es un plato balanceado con carnes/pescados, vegetales frescos y grasas saludables
- Es mantener control sobre la cantidad de meriendas y postres keto-friendly.
- Es evitar el sobre uso de endulzantes o harinas, keto-friendly.
- Es monitorear los macronutrientes de tu alimentación para evitar enfermedades o descontrol de tus condiciones médicas.
- Alcanzar su meta de mantener o alcanzar tu peso de una forma segura y saludable.

Keto NO es:

- **Comer todo tipo de grasas trans o saturadas.** Debemos seleccionar las grasas correctas y en las proporciones correctas.
- **Comer solamente proteína y grasas, sin incluir vegetales.** Keto es mantener un plato balanceado teniendo los 3

macronutrientes presentes en cada comida.

- **Tomar pastillas, té o batidas mágicas.** No hay ningún producto químico que le provea resultados a largo plazo y sostenibles. Evitemos el efecto yo-yo de las dietas mágicas.
- **Comer sin monitoreo de macros** porque pensamos que ya lo dominamos todo. Si no monitorea los macros, puede estar comiendo sin tener balance adecuado, previniendo que el cuerpo obtenga las vitaminas y minerales necesarios y más importante aún, puedes estar empeorando las condiciones de salud preexistentes.
- **Ayunar por varios días sin consultar con un experto** en el tema. Leer un libro no nos hace expertos.

Macros &
Conteo de Calorías

Los macros son parte de tu consumo calórico diario en la alimentación Keto, están divididos en categorías: Grasas saludables, Carbohidratos y proteínas. Estos macros son parte esencial de tu éxito en Keto.

% a consumir diariamente

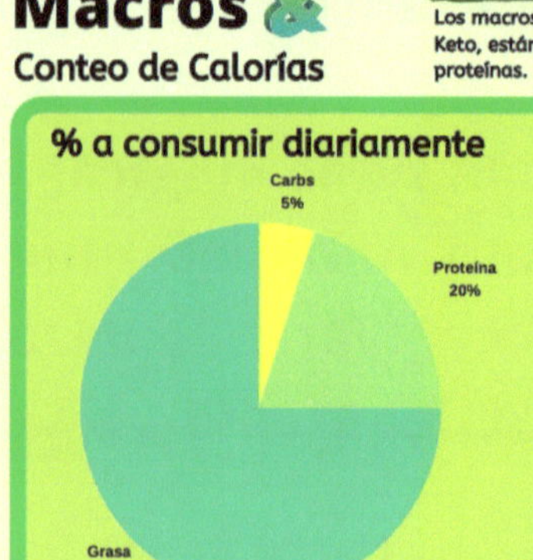

Factores que impactan los macronutrientes

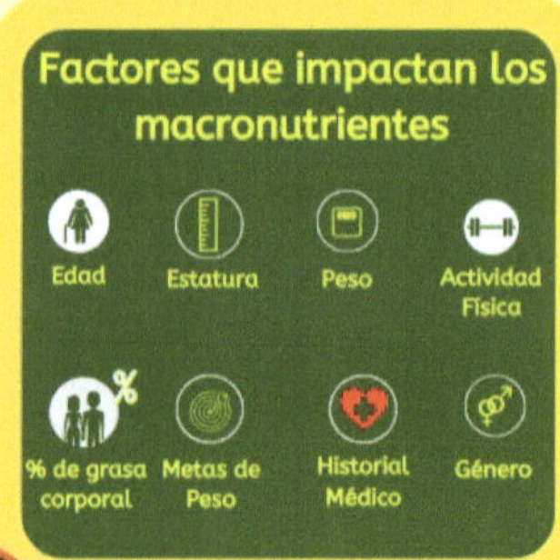

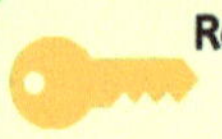

Recomendaciones Claves

- ✓ Monitorear los macros diariamente
- ✓ Mantener los carbs netos entre 15-20 gramos diarios

Carbs Totales

— **Menos**

Fibra

= **Es Igual**

Carbs Netos

Listado de Compras

Cuando vaya de compra al supermercado, es importante que vaya sin hambre. Así evitará comprar alimentos que no están alineados con la alimentación Keto y evitando comprar alimentos que pueden interrumpir su proceso de cetosis. También es conveniente que hagas un listado basado en el menú que planifica hacer durante la semana; así puede mantener un control de tus gastos.

Planificar sus comidas es un paso recomendado, especialmente durante los primeros 30 días. De esta manera, compra lo necesario y evita el desperdicio excesivo de comida. Si está bajo un presupuesto limitado, organizar las comidas de su semana le servirá para mantener control de su alimentación sin exceder sus gastos.

Aquí unos tips para mantener control de los gastos de comida:

- Planifique su menú de antemano
- Revise los boletines de especiales de los supermercados cercanos a su hogar
- Seleccione frutas y vegetales que estén en temporada
- Compre tus frutas y vegetales en mercados agrícolas
- En la medida posible, pre cocina tus platos ("meal prep"), sazone sus carnes, corte sus vegetales y sepárelos en bolsas plásticas sellables.

El listado de compras que verán en esta sección es un ejemplo siguiendo el menú compartido. Existen más variedad de alimentos aceptados por Keto. El menú provisto es para cubrir 4 porciones.

Carnes y huevos

Tome en consideración una porción de 4 onzas de carne/pescado por persona; para 4 porciones totales. Ajuste la cantidad a comprar, según sea necesario.

- Caderas de pollo
- Salmón fresco
- Carne molida de res

- Sirloin steak
- Atún fresco o latas de atún en agua
- Pepper steak
- Pechugas de pollo
- Bistec machacado (skirt steak)
- Pollo completo (o pollo asado completo)
- Costillas de cerdo
- Filetes de bacalao
- Huevos frescos
- Tocineta sin curar (uncured bacon)

Vegetales

Tome en consideración una porción de 1 taza de vegetales por persona por receta; para 4 porciones totales. Ajuste la cantidad a comprar, según sea necesario.

- Espinaca
- Ensalada spring mix
- Kale
- Lechuga romana
- Spaguetti squash
- Zucchini
- Habichuelas tiernas frescas
- Brócoli
- Espárragos
- Coliflor (o "cauliflower rice" congelado)
- Pimientos amarillos, rojos y verdes

- Apio ("celery")
- Cebolla (la de su preferencia)
- Ajos

Frutas

Tome en consideración una porción de ½ taza de frutas por persona por receta. Keto recomienda el uso de las "berries" por su bajo índice glucémico y así evitar que tu cuerpo salga del estado de cetosis. Al seleccionar una fruta, es importante que revise lo siguiente:

- Cantidad de gramos de carbohidratos netos
- Cantidad de gramos de azúcar

Ajuste la cantidad a comprar, según sea necesario.

- Frambuesas ("raspberries")
- Blackberries
- Blueberries
- Lima
- Limones
- Aguacate
- Tomate

Nueces

Tome en consideración una porción de ¼ taza de nueces por persona por receta. Keto recomienda el uso de las nueces ya que las mismas aportan grasa saludable a nuestro cuerpo. Al seleccionar un tipo de nuez, es importante que revise la cantidad de gramos de carbohidratos netos.

- "Walnuts"
- Semillas de Girasol
- Nueces de macadamia
- Semillas de chia

Quesos

El queso es alto en grasa, proteína y calcio. También tiene vitamina A, vitamina B12, zinc, fósforo y riboflavina. Si compras queso elaborado con leche proveniente de vacas alimentadas con pasto (100% Grass-fed), contendrá nutrientes adicionales como vitamina K2 y aceite omega-3 (CLA). Todos estos nutrientes ayudan al cuerpo en sus funciones vitales.

Es importante tomar en consideración que hay personas intolerantes a la lactosa y tendrían que buscar estos nutrientes en otros alimentos tales como vegetales de hojas verdes.

¿Cómo saber si un queso es más saludable que otro?

No todos los quesos son creados iguales. No todos tienen la misma calidad. Los quesos de buena calidad y mejor valor alimenticio tienen estas características:

- Hecho con leche entera y no homogenizada.
- No son pasterizados y están hechos al crudo; por lo que tienen mayor cantidad de probióticos.
- Son orgánicos; por lo que los animales no han sido intervenidos con hormonas.
- Provienen de animales alimentados con pasto (Grass-fed); por que seamos realistas, las vacas y las cabras fueron creadas para ser alimentadas con pasto.
  - Al alimentarse 100% con pasto, los animales generan mayor cantidad de aceites omega-3.
  - Las grasas Omega-3 sirven para reducir el colesterol y para reducir los triglicéridos, de ahí su importancia a nivel de salud.

Entre los quesos recomendados se encuentran:

- Queso de cabra – contiene menos lactosa y las proteínas son diferentes a las de vaca, lo cual lo hace más fácil de digerir.
- "Blue cheese"
- Queso crema – Añade grasa sin aumentar la cantidad de carbohidratos o proteínas. Es ideal para usarlo como merienda o ingrediente al cocinar.
- Queso parmesano – Ideal para añadir a las ensaladas.

Entre los quesos recomendados se deben evitar:

- Queso en aerosol ("canned cheese") – Es altamente procesado y no es queso realmente. Causa inflamación, la cual es relacionada con condiciones de salud tales como: cáncer, infecciones o desórdenes autoinmunes.
- Queso americano – Igual que el queso en aerosol, es altamente procesado.
- Queso cheddar amarillo – Se recomienda evitarlo ya que se le añade colorantes o "annato" para que adquiera su color. Por lo que una mejor opción es utilizar el "cheddar"
- Ricota: Se recomienda usar cantidades pequeñas ya que es alto en carbohidratos.

Por ejemplo, ½ taza de queso ricota tiene 192 calorías y 5g de carbs.

- "Cottage cheese": Igual que con el queso ricota debe consumirse con cautela ya que tiene una cantidad alta de carbs, aun cuando provee una buena cantidad de proteína.

Otros alimentos para complementar tu menú:

Dales color y sabor a tus platos. Complementa tu plato con especias, sazonadores y caldos. Al momento de ir al supermercado, lee etiquetas en los alimentos procesados. Sí, hay alimentos Keto en las áreas de alimentos procesados. Sin embargo, notarás que el 90% de tus alimentos se encuentran las neveras alrededor de la tienda.

Especias	Contenido de carbs netos en 1 cda
ajo en polvo	5.3 gr
albahaca	0.8 gr
canela	2.2 gr
cardamomo molido	2.4 gr
cebolla en polvo	5.2 gr
cilantro seco	0.6 gr
clavo	2.0 gr
comino molido	2.1 gr
cúrcuma	4.4 gr
curry en polvo	3.7 gr
hinojo	0.7 gr
jengibre molido	3.0 gr
menta	0.5 gr
nuez moscada	2.0 gr
orégano	0.4 gr
perejil seco	0.3 gr

- pimentón dulce — 3.8 gr
- pimentón picante — 1.6 gr
- pimienta negra — 2.0 gr
- romero — 1.1 gr
- semillas de mostaza molidas — 2.0 gr
- estragón — 2.0 gr
- tomillo — 1.1 gr

Vinagres — Contenido de carbs netos en 1 cda

- mayonesa — 0.1 gr
- mostaza — 0.3 gr
- coconut aminos (reemplazo de salsa soja) — 1.0 gr
- vinagre balsámico — 2.7 gr
- vinagre de manzana — 0.1 gr
- vinagre de vino blanco — 0.1 gr

Bebidas — Contenido de carbs netos

- Agua — 0.0 gr
- Agua con limón — 0.0 gr
- Té (endulzado con Stevia, cada sobre son 1 gr) — 0.0 gr
- Café (al añadir leche son 1-3 gr de carbohidratos) — 0.0 gr
- Refrescos dietéticos — 0.0 gr

Recuerda que se identifican otros problemas con los endulzantes artificiales. ¡¡Mejor evitarlos!!

- Leche de almendra (1 taza)   2.0 gr
- Vino (5 oz)   2.0 gr
- Leche de coco (1 taza)   6.0 gr
- Agua de coco (1 taza)   9.0 gr
- Leche entera (1 taza)   11.0 gr

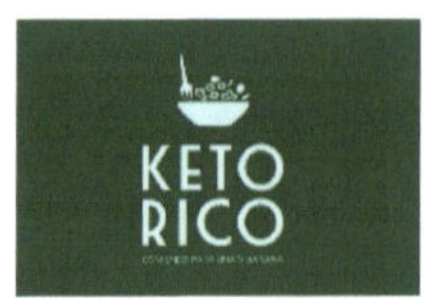

Ejemplo de Menú para una semana

Menú creado para seguir una meta de 1650 calorías diarias, 70% grasas saludables, 20% proteína y 5% carbs netos (límite de 20 gramos diarios).

**Todas las recetas están disponibles en nuestra página de Facebook: @ketoricopr

Nota:

Antes de emprender cualquier cambio alimenticio, debe conocer la necesidad calórica de su cuerpo. Las calorías que necesita su cuerpo para funcionar plenamente varían de persona en persona. Se recomienda una pérdida de peso paulatina y saludable, entre 1 y 2 libras semanales. También es importante consumir al menos 1,200 calorías diarias para evitar empeoramiento de condiciones médicas.

Para perder peso debes crear un déficit calórico saludable. Por ejemplo, 1 libra es equivalente a 3500 calorías semanales. Lo que significa que para perder 1 libra semanalmente, debes un déficit calórico de 3500 calorías semanales o 500 calorías diarias menos. Para calcular las calorías que necesita su cuerpo, puede visitar este sitio web: https://calculator.me/planning/weight-loss.php

Este menú ha sido diseñado para una persona que planifica bajar de peso a razón de 1.5 libras por semana, creando un déficit calórico de -5,250 calorías semanales o 750 calorías diarias.

Domingo	Receta	Datos Nutricionales	
Desayuno	• 2 huevos cocidos y 2 pedazos de tocineta • 1 taza de espinacas • 1/8 aguacate • 1 taza de té verde endulzado con Monkfruit o Stevia	Carbs Netos Grasa Proteína Calorías Netas	2 29 31 406
Almuerzo	• Spaghetti Squash a la Bolognese • 2 tazas de espinacas (vinagreta: aceite de oliva + vinagre de cidra de manzana) • 1/8 aguacate • Agua con gas	Carbs Netos Grasa Proteína Calorías Netas	9 28 33 434
Cena	• Caderas de pollo envueltas con tocineta • 2 tazas de espinacas (vinagreta: aceite de oliva + vinagre de cidra de manzana) • 1/8 aguacate	Carbs Netos Grasa Proteína Calorías Netas	2 22 32 336
Meriendas	1/2 taza de frambuesas (raspberries) + 1oz queso dubliner	Carbs Netos Grasa Proteína Calorías Netas	3 10 8 143
	Totales Diario	**Carbs Netos** **Grasa** **Proteína** **Calorías Netas**	**16 89** **104** **1319**

Lunes	Receta	Datos Nutricionales	
Desayuno	<ul><li>2 slices de tocineta</li><li>2 taza de Spring mix con tomate y 1 oz queso dubliner</li><li>1/8 aguacate</li><li>1 taza de té verde endulzado con Monkfruit o Stevia</li></ul>	Carbs Netos Grasa Proteína Calorías Netas	4 28 26 385
Almuerzo	<ul><li>Salmón a la plancha</li><li>Risotto de coliflor</li><li>2 tazas de espinacas (vinagreta: aceite de oliva + vinagre de cidra de manzana)</li></ul>	Carbs Netos Grasa Proteína Calorías Netas	8 38 28 482
Cena	<ul><li>Sirloin Steak</li><li>2 espárragos envueltos con bacon</li><li>2 tazas de espinacas (vinagreta: aceite de oliva + vinagre de cidra de manzana)</li><li>Agua con gas</li></ul>	Carbs Netos Grasa Proteína Calorías Netas	1 42 49 590
Meriendas	Walnuts (1/3 taza)	Carbs Netos Grasa Proteína Calorías Netas	2 19 4 191
	Totales Diario	**Carbs Netos** **Grasa** **Proteína** **Calorías Netas**	**15** **127** **107** **1648**

Martes	Receta	Datos Nutricionales	
Desayuno	• Crema de semillas de Chia (preparada con leche de coco) • 1 oz queso Dubliner • 1 taza de té verde endulzado con Monkfruit o Stevia	Carbs Netos Grasa Proteína Calorías Netas	5 13 11 210
Almuerzo	• Ensalada de atún con mayonesa (sin huevo) • 2 tazas de Spring Mix (vinagreta) • 1/8 aguacate • Agua con gas	Carbs Netos Grasa Proteína Calorías Netas	2 21 34 331
Cena	• "Tacos" de lechuga con pollo desmenuzado • Toppings para "tacos": queso cheddar, tomate, sour cream • 1/8 aguacate	Carbs Netos Grasa Proteína Calorías Netas	4 24 41 412
Meriendas	1/2 taza de blackberries + 1oz queso dubliner	Carbs Netos Grasa Proteína Calorías Netas	3 5 5 87
	Totales Diario	**Carbs Netos** **Grasa** **Proteína** **Calorías Netas**	**14** **63** **91** **1040**

Miércoles	Receta	Datos Nutricionales	
Desayuno	<ul><li>2 huevos cocidos y 2 slices de tocineta</li><li>1 taza de espinacas</li><li>1/8 aguacate</li><li>1 taza de té verde endulzado con Stevia</li></ul>	Carbs Netos Grasa Proteína Calorías Netas	2 29 31 406
Almuerzo	<ul><li>Albóndigas</li><li>Brócoli al horno</li><li>2 tazas de Spring Mix (vinagreta: aceite de oliva + vinagre de cidra de manzana)</li><li>Agua con gas</li></ul>	Carbs Netos Grasa Proteína Calorías Netas	5 32 24 413
Cena	<ul><li>Pepper steak (usar coconut aminos en lugar de salsa soya)</li><li>Coli-arroz con vegetales (seleccionar 2 vegetales)</li><li>2 tazas de Kale (vinagreta: aceite de oliva + vinagre de cidra de manzana)</li></ul>	Carbs Netos Grasa Proteína Calorías Netas	6 25 33 389
Meriendas	1/5 taza de semillas de girasol (sin sal) + 1/2 taza de raspberries	Carbs Netos Grasa Proteína Calorías Netas	6 13 5 170
	Totales Diario	**Carbs Netos** **Grasa** **Proteína** **Calorías Netas**	**19** **99** **93** **1378**

Jueves	Receta	Datos Nutricionales	
Desayuno	• 2 Pancakes (preparados con harina de coco o almendra) • 2 slices de tocineta • 1 taza de té verde endulzado con Monkfruit o Stevia	Carbs Netos Grasa Proteína Calorías Netas	4 32 24 405
Almuerzo	• "Lo mein" (con fideos de zucchini) • Pechuga de pollo a la plancha • 1/8 aguacate • Agua con gas	Carbs Netos Grasa Proteína Calorías Netas	5 10 35 266
Cena	• Bistec encebollado • Coli-arroz con vegetales (seleccionar 4 vegetales) • 2 tazas de espinacas (vinagreta: aceite de oliva + vinagre de cidra de manzana)	Carbs Netos Grasa Proteína Calorías Netas	7 27 35 474
Meriendas	1/4 taza macadamia nuts	Carbs Netos Grasa Proteína Calorías Netas	2 25 3 236
	Totales Diario	**Carbs Netos** **Grasa** **Proteína** **Calorías Netas**	**18** **94** **97** **1381**

Viernes	Receta	Datos Nutricionales	
Desayuno	• Crema de semillas de Chia (preparada con leche de coco) • 1 oz queso Dubliner • 1 taza de té verde endulzado con Monkfruit o Stevia	Carbs Netos Grasa Proteína Calorías Netas	5 13 11 210
Almuerzo	• Pollo al horno • 2 tazas de Kale (vinagreta: aceite de oliva + vinagre de cidra de manzana) • 1/8 aguacate • Agua con gas	Carbs Netos Grasa Proteína Calorías Netas	2 17 34 308
Cena	• Costillas al horno (con salsa bbq sin azúcar, ni almidones) • 2 tazas de Spring Mix (vinagreta: aceite de oliva + vinagre de cidra de manzana) • 1/8 aguacate	Carbs Netos Grasa Proteína Calorías Netas	4 43 35 562
Meriendas	Celery relleno de queso crema con cebollines	Carbs Netos Grasa Proteína Calorías Netas	2 4 1 49
	Totales Diario	**Carbs Netos** **Grasa** **Proteína** **Calorías Netas**	**13** **77** **81** **1129**

Sábado	Receta	Datos Nutricionales	
Desayuno	• 2 Pancakes (preparados con harina de coco o almendra) • 2 slices de tocineta • 1 taza de té verde endulzado con Monkfruit o Stevia	Carbs Netos Grasa Proteína Calorías Netas	4 32 24 405
Almuerzo	• Ensalada de bacalao • 2 tazas de Spring Mix (vinagreta: aceite de oliva + vinagre de cidra de manzana) • Agua con gas	Carbs Netos Grasa Proteína Calorías Netas	3 14 19 183
Cena	• "Lasagna" zucchini • 2 tazas de Kale	Carbs Netos Grasa Proteína Calorías Netas	10 41 35 562
Meriendas	1 oz de chicharrones de cerdo (Pork skins)	Carbs Netos Grasa Proteína Calorías Netas	0 5 7 75
	Totales Diario	**Carbs Netos** **Grasa** **Proteína** **Calorías Netas**	**17** **92** **85** **1225**

Herramientas para monitorear

Apps recomendados para monitoreo de calorías, cantidades de comidas y los macronutrientes

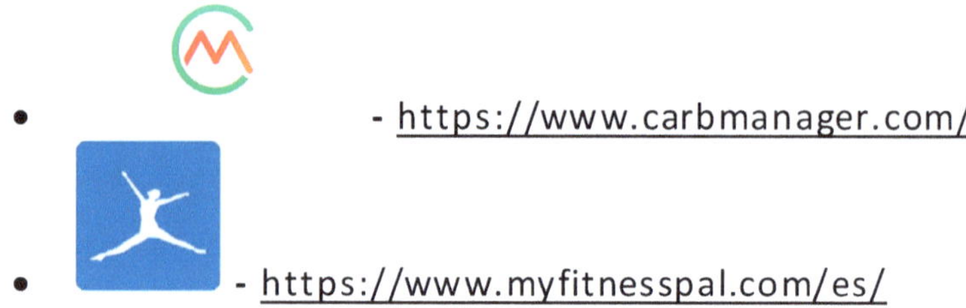

- \- https://www.carbmanager.com/

- \- https://www.myfitnesspal.com/es/

Apps recomendados para monitoreo de ejercicios

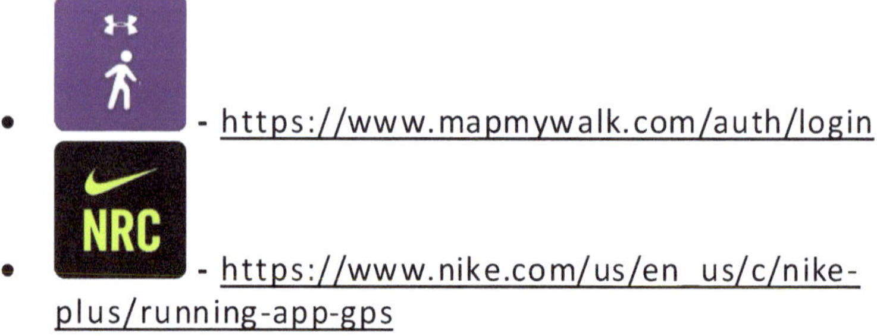

- \- https://www.mapmywalk.com/auth/login

- \- https://www.nike.com/us/en_us/c/nike-plus/running-app-gps

Apps recomendados para rutinas de ejercicios cortas

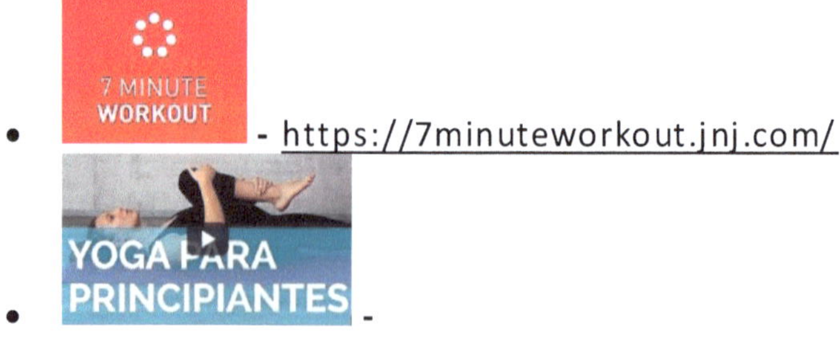

- \- https://7minuteworkout.jnj.com/

- \- https://www.youtube.com/watch?v=1J8CRcoFekE

Hoja de Progreso

	Inicio	Mes 1	Mes 2	Mes 3
	Fecha: __________	Fecha: __________	Fecha: __________	Fecha: __________
Peso en libras				
Medidas en pulgadas				
Cintura				
Cuello				
Caderas				
Estado de ánimo				
Tamaño de ropa				
Resultados de laboratorios				
Colesterol HDL				
Colesterol LDL				
Nivel de azúcar				
Hemoglobina				
Fotos				
Frente				
Lateral				

Bibliografía

1. Octubre 29, 2018. Romina Fuenzalida.
   https://www.keepfueled.com/es/por-que-los-
   electrolitos-son-tan-importantes-en-dieta-
   cetogenica/

2. Marzo 17, 2019. The Spruce Eats.
   https://www.thespruceeats.com/smoking-points-
   of-fats-and-oils-1328753

3. Abril 6, 2019. Miss Keto.
   https://missketo.com/2019/04/06/especias-
   condimentos-y-salsas-en-dietas-bajas-en-
   carbohidratos/

4. Abril 10, 2019. Dr. Andreas Eenfeldt.
   https://www.dietdoctor.com/es/keto/verduras

5. Mayo 2, 2019. Dr. Anthony Gustin, DC, MS. and
   Corey Nelson. https://perfectketo.com/is-cheese-
   keto/

6. Mayo 21, 2019. Dr. Andreas Eenfeldt.
   https://www.dietdoctor.com

7. Junio 3, 2019. Medlineplus.com.
   https://medlineplus.gov

8. 2013-2019. Calculator.me.
   https://calculator.me/planning/weight-loss.php

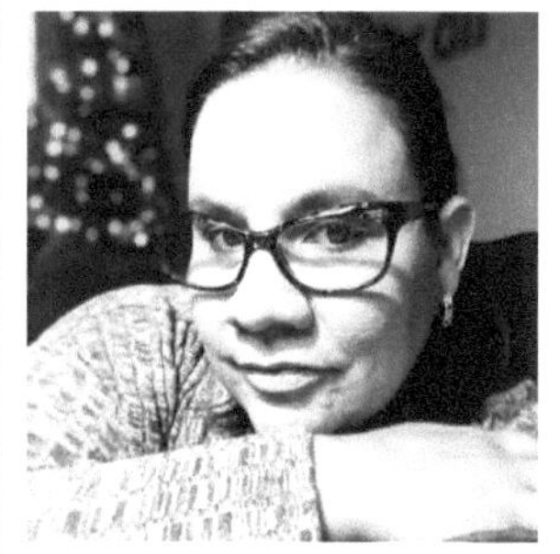

Sonia García es natural de la hermosa isla de Puerto Rico. Graduada de la Universidad de Puerto Rico con más de 18 años de carrera en Administración de Empresas en compañías globales en la industria de alimentos. Ha sido certificada como Keto Coach en el 2019 en el estado de Florida, Estados Unidos. Amante de la lectura y la escritura, apasionada por los temas de nutrición. Su pasión es ayudar a otros a lograr buena salud utilizando la sana alimentación.

¡Gracias a ustedes, nuestros seguidores, por su apoyo!

Estamos muy contentos de que hayas obtenido esta guía. Esperamos que la información encontrada sea una base sólida para que comiences o continúes aprendiendo sobre la dieta Keto y haciendo cambios positivos en tu alimentación.

Si te ha gustado la guía, te invito a que dejes tus comentarios en nuestra página de Facebook o Instagram: @ketoricopr. Su opinión nos ayuda a continuar desarrollando contenido para ustedes con mucho respeto y cariño.

Nuevamente gracias y buena suerte en tu nuevo estilo de vida.

Sonia García

Keto Rico – ketoricopr@gmail.com

www.ingramcontent.com/pod-product-compliance
Lightning Source LLC
Chambersburg PA
CBHW040259240726
48664CB00006B/1303